PARIS, IMPRIMERIE DE AUGUSTE MIE,
rue Joquelet, n° 9, place de la Bourse.

TRAITÉ

SUR

LE CHOLÉRA-MORBUS,

ET LES MOYENS DE S'EN PRÉSERVER,

PUBLIÉ

PAR LE DOCTEUR B.,

DE LA FACULTÉ DE MÉDECINE DE PARIS.

PRIX : 1 FRANC.

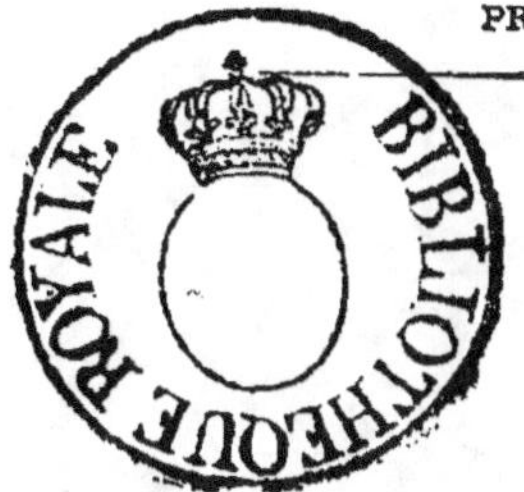

A PARIS,

CHEZ DELAROQUE, LIBRAIRE,

GALERIE COLBERT, N° 3.

1831

AVANT-PROPOS.

Dans un moment où le Choléra-Morbus menace d'envahir la France, où ce fléau, malgré les mesures sanitaires prises par l'autorité, pourrait bien se propager dans nos contrées, j'ai pensé que le public ne lirait pas sans intérêt quelques détails sur une affection encore peu connue, sur les moyens de s'en préserver et le traitement le plus sage à mettre en usage jusqu'à l'arrivée de son médecin, dans le cas où le Choléra viendrait à se développer.

1° Préserver le public du Choléra-Morbus.

2° En arrêter les progrès meurtriers lorsqu'il est déclaré.

Tel est le double but que je me suis proposé en composant cet écrit. Puissent ces conseils, fruits de l'expérience et dictés par le désir ardent de rendre service à mes compatriotes, être entendus des vrais amis de l'humanité. Je m'estimerai heureux s'ils parviennent à arracher quelques victimes à une mort presque certaine. J'aurai du moins la douce consolation d'avoir rendu quelques services à la Société.

CONSIDÉRATIONS

SUR

LE CHOLÉRA-MORBUS.

Parmi toutes les maladies graves qui affectent l'espèce humaine, le Choléra-Morbus est une de celles qui doivent occuper le premier rang. Le nom seul de cette maladie jette l'alarme et l'épouvante dans tous les pays, même avant qu'elle n'y soit parvenue. En effet, le Choléra se déclare avec une telle rapidité et avec un appareil de symptômes si alarmans, qu'en quelques heures seulement l'homme le plus robuste peut en devenir victime.

Le Choléra-Morbus, que quelques auteurs ont appelé *Trousse-galant*, pour indiquer sans doute la promptitude de sa marche et de sa terminaison si souvent fâcheuse, paraît avoir pris son origine dans les Indes orientales. Cette maladie s'est déjà beaucoup étendue, comme on sait, puisqu'elle a exercé ses ravages en Russie, en Pologne, en Prusse, en Allemagne, sans qu'on ait encore pu l'arrêter dans sa course rapide et meurtrière. Nous devons donc craindre et avec juste raison de la voir se propager en France, et gagner de préférence les grandes villes, ce qui s'explique facilement par leur trop grande population.

Prévenus d'avance, comme nous le sommes, de l'importance ou plutôt de la gravité de ce mal, et des dangers qu'il entraîne après lui, nous ne devons pas attendre avec une sécurité parfaite qu'il soit arrivé; un devoir religieux nous prescrit au contraire de faire tous nos efforts et de chercher, par tous les moyens possibles, à nous en préserver, ce qui est beaucoup plus facile que de guérir le mal lorsqu'il est déclaré, témoins les pays que le Choléra, véritable fléau dévastateur, a déjà envahis, et où il a déjà moissonné un si grand nombre de personnes; néanmoins qu'on n'aille pas augurer de là que cette maladie soit toujours au-dessus des ressources de l'art, on est parvenu à arrêter les progrès du mal chez un assez grand nombre de malades; mais il est impossible, dans l'état actuel de la science, d'assigner d'avance un traitement particulier à cette maladie, parce qu'il doit varier, comme dans toutes les affections en général, suivant le tempérament, le sexe, l'âge, le genre de vie, de nourriture, d'habitudes et une foule de circonstances. Ainsi, il est tel individu qu'il faudra saigner dès le début de la maladie, tel autre qu'il faudra traiter par les toniques, de telle sorte que les moyens curatifs ne peuvent être prescrits d'avance, tandis qu'il est au contraire très facile de faire connaître au public, avant l'invasion de la maladie, quelles sont les précautions sages à prendre afin de s'en préserver.

Une des choses les plus importantes à connaître relativement au Choléra-Morbus, c'est de savoir s'il est contagieux : cette question, déjà beaucoup agitée, est loin d'être résolue. Les uns prétendent que la maladie n'est pas contagieuse, et ils appuient leur opinion sur ce que les médecins, et en général les personnes qui approchent de près les malades en leur donnant leurs soins, ne gagnent point le plus ordinairement la maladie; d'autres, au contraire, la regardent comme éminemment contagieuse. S'il fallait absolument opter entre les deux systèmes, je serais de préférence de l'avis des derniers, en admettant toutefois que les personnes délicates, affaiblies par des maladies

antérieures, ou d'autres mal nourries, mal vê-
tues, habitant des lieux malsains, bas, humides
et non aérés et en général toutes celles placées
dans des circonstances débilitantes, de même
que celles dont le moral se frappe d'avance,
sont bien plus sujettes à la contagion que toutes
les personnes placées dans des circonstances
tout à fait opposées, parmi lesquelles je range
les médecins, ce qui explique pourquoi ils sont
rarement atteints de la maladie. Aussi, dans
l'incertitude où on est encore sur le principe
contagieux du Choléra-Morbus, doit-on, à mon
avis, mettre d'avance en usage les mêmes
moyens, prendre les mêmes précautions,
que si on était certain qu'il le fût.

La première et la plus sage précaution à
prendre de suite, c'est de purifier l'air qui nous
environne sans cesse, au milieu duquel nous
vivons et surtout celui qui pèse sur notre corps
et que nous respirons habituellement. On conçoit aisément combien il est urgent que cet air
soit pur, sain et dégagé de tous miasmes putrides et délétères. On obtiendra facilement ce ré-
sultat par les moyens suivans :

1° En portant habituellement sur soi ou dans

une armoire renfermant le linge de corps, un sachet contenant environ deux onces de substances aromatiques pulvérisées et choisies parmi celles qui jouissent de ces propriétés au plus haut degré. On y fait entrer en outre une certaine dose de chlorure de chaux et de camphre. Il est essentiel que les proportions, dans le mélange de ces substances entre elles, soient rigoureusement observées, afin qu'aucune odeur ne domine plus que l'autre, et que leurs propriétés désinfectantes, loin de s'affaiblir et de se neutraliser entre elles, soient au contraire augmentées et acquièrent ainsi plus d'action par leur intime combinaison que si elles étaient isolées. Qui ne prévoit d'avance l'avantage incontestable de ce sachet? Il donne à la colonne d'air qui nous environne des qualités désinfectantes propres à repousser ou à neutraliser tous miasmes délétères. Il communique même à tout le corps un certain degré de force qui le met à même de résister au développement du Choléra.

2º Tous les matins on fera usage pour la toilette d'une liqueur spiritueuse camphrée et chlorurée, véritable antiputride, à la dose d'environ une cuillerée dans une cuvette d'eau. On aura soin de se laver avec cette eau modifiée , principalement les parties exposées à l'air, tels que le visage , la tête et les mains. On peut également s'en servir pour toutes les parties du corps et même en verser un peu dans un bain dont il sera essentiel de faire usage comme je le dirai plus tard ; cette ablution donne à la peau et à tous les vaisseaux exhalans, un degré de force tel qu'ils ne peuvent absorber les miasmes putrides répandus dans l'atmosphère.

3° Enfin je conseille de respirer de temps en temps un sel de vinaigre radical concentré et camphré. La respiration de ce sel facilite l'éternuement, augmente l'exhalation pulmonaire et donne aux poumons une force et une activité beaucoup plus grandes, de manière à expulser et porter au dehors tout air vicié qui pourrait avoir été absorbé et qui , par son séjour prolongé dans la poïtrine , pourrait être la cause du développement du choléra.

Outre les moyens que je conseille comme les premiers et les plus essentiels à mettre en usage, il en est d'autres qu'il ne faut pas négliger ; je veux parler surtout des moyens hygiéniques tels qu'une habitation dans un lieu sain et aéré, de la propreté, l'usage des bains au moins une ou deux fois par semaine et dans lesquels on ajoutera, comme je l'ai dit plus haut, un peu de la liqueur spiritueuse concentrée et une bouteille de fort vinaigre. On pourra prendre avec avantage quelques bains de barèges. Il faudra éviter avec le plus grand soin le froid et surtout le froid humide, en portant des vêtemens de laine bien chauds. Car il est prouvé que le Choléra se développe très souvent sous l'influence d'une température froide et humide. Il est essentiel surtout de changer de linge souvent. L'appartement que l'on habite doit être bien aéré, et s'il règne de l'humidité dans l'atmosphère, on aura soin d'y faire toujours un feu égal. On pourra également, dans l'intention de purifier cet air, y répandre du chlorure de sodium.

Une autre recommandation et qui me paraît des plus importantes, c'est celle d'un régime de vie à la fois sobre et tonique. Les alimens dont on fera usage doivent être sains et bien cuits. Les viandes seront rôties de préférence. On s'abstiendra de manger des viandes salées, trop épicées, ou qui auraient déjà subi un commencement d'altération. On évitera de manger des fruits qui ne seraient pas murs ou qui le seraient trop. On pourra faire usage de bon vin mais jamais avec excès, de même que de café pour les personnes qui en ont l'habitude ; quant aux liqueurs on peut s'en dispenser.

Il faut surtout éviter de faire usage de choses indigestes et de faire des excès de toutes manières, et en général tout ce qui peut porter du trouble dans la digestion, parce qu'il est prouvé que les indigestions peuvent devenir la cause du choléra-morbus et que l'on pense généralement et avec raison, que son siège existe dans les organes digestifs.

Il est essentiel de faire un exercice modéré après les repas, mais qui ne sera jamais porté jusqu'à la fatigue.

Le calme de l'âme est un des meilleurs préservatifs contre cette maladie. Il est donc essentiel d'éloigner de son esprit toutes idées tristes ou de s'abandonner à une douleur profonde.

L'emploi de ces moyens si faciles à mettre en usage, donnera à tout le corps un certain degré de chaleur, augmentera les forces physiques et mettra les personnes à même de résister plus que toute autre, au développement du choléra. On serait donc coupable de ne pas les employer, et de ne pas engager les autres à suivre le même exemple ; car les précautions que j'indique, dussent-elles être inutiles, dans le cas où le choléra ne viendrait pas en France, ne peuvent avoir aucun inconvénient.

On doit voir, par ce qui précède, que je me suis borné, jusqu'à présent, à indiquer les moyens préservatifs à mettre en usage contre le Choléra ; seulement, comme il est impossible de prescrire d'avance pour combattre cette affection aucun traitement spécifique, qui doit varier à l'infini, comme je l'ai dit plus haut, on peut, avant l'invasion de la maladie, donner quelques conseils généraux qui ne seront pas sans intérêt, surtout pour ceux qui, éloignés des villes, ne pourraient avoir de suite les secours d'un homme de l'art ; mais avant d'indiquer ces conseils, il est bon que je dise deux mots des causes qui peuvent amener le Choléra-Morbus, des symptômes généraux auxquels chacun pourra reconnaître celui qui nous menace, et le distinguer de celui que nous observons en France.

Les causes du Choléra-Morbus peuvent être

divisées en causes prédisposantes et en causes
déterminantes.

Les premières, dont les effets, quoique n'a-
gissant point immédiatement sont plus prompts
que dans les secondes, portent leur action d'abord
sur le système nerveux en général, et le cer-
veau, lequel réagit ensuite d'une manière mor-
bide sur les organes de la digestion. Au nombre de ces causes prédisposantes, nous plaçons
l'habitation dans les pays chauds et l'exposition
à un soleil brûlant, surtout pour les personnes
étrangères et non acclimatées au pays. Les impressions morales sont peut-être une des causes
les plus fréquentes et les moins appréciées du
Choléra. Toutes émotions vives de l'âme, aussi
bien une joie excessive comme une violente
colère, surtout dans le travail digestif, peuvent
amener le Choléra. Il est bien prouvé que les
personnes dont le moral est frappé d'avance de
la crainte de cette maladie sont plus exposées
que d'autres à la contracter. Ajoutons encore
que cette disposition à la contagion est bien
plus grande chez toutes les personnes délicates
par tempérament, ou affaiblies par des maladies antérieures, et surtout celles dont les organes digestifs sont le siége d'affections chroni-

ques, tels qu'un squirre à l'estomac, des ulcé-
rations dans les intestins, ou toute autre maladie analogue.

Les causes déterminantes du Choléra sont
celles qui portent leur action directement sur
les organes digestifs, et parmi ces causes on
range tous les alimens d'une digestion lente et
et pénible, telles que les viandes fortement salées ou épicées, celles trop faisandées, la char-
cuterie, quelque poisson mariné, les légumes
secs recouverts d'une pellicule épaisse que l'estomac ne peut digérer, toutes les crudités en
général, surtout lorsqu'on en prend avec abon-
dance, et en général toutes les boissons trop
froides prises avec excès à la suite d'un repas
assez copieux.

On conçoit également que des violences extérieures, tels qu'une chute, un coup très fort
porté sur la région épigastrique, surtout dans
l'état de plénitude de l'estomac, peuvent occa-
sionner des vomissemens et par suite le Choléra.

Ajoutons encore ici que toutes ces causes
déterminantes ou extérieures auront beaucoup

plus d'effets sur les personnes faibles, délicates et dont le moral est lui-même frappé d'avance que sur d'autres mieux constituées, habituées aux excès de la table et chez lesquelles les impressions morales ont rarement accès.

Le Choléra, que j'appellerai *Français*, se manifeste le plus souvent par des douleurs d'entrailles assez violentes, un gonflement abdominal, des envies de vomir auxquelles succèdent bientôt les vomissemens et les déjections alvines, dont la nature varie suivant l'état de plénitude ou de vacuité de l'estomac. Dans le premier cas, les matières que rendent les malades sont aqueuses et mêlées d'alimens. Le Choléra n'est encore qu'une véritable indigestion ; plus tard, les matières expulsées son bilieuses ou glaireuses sans odeur marquée ; c'est alors que si les vomissemens ne s'arrêtent pas, il survient des douleurs très vives dans la région épigastrique et qui se propagent dans tout le canal intestinal ; les matières rejetées ont changé de nature, elles sont noirâtres (cette couleur me paraît dépendre d'une certaine quantité de sang délayée dans un liquide visqueux), elles ont acquis une odeur assez fétide ; le hoquet survient alors, une sueur froide se répand sur tout le corps, et le malade est dans un état de faiblesse extrême qui présage une fin prochaine.

Choléra
Indien. Le choléra Indien ne suit pas ordinairement cette marche d'une manière aussi régulière. Il passe rarement par ces différens degrés. Son invasion est plus franche et plus rapide et sa terminaison plus promptement et plus souvent funeste. L'homme qu'il atteint tombe comme frappé de la foudre; ses forces physiques semblent anéanties; son courage paraît l'avoir abandonné, la pâleur de son visage et la décomposition de ses traits n'annoncent que trop bien les douleurs atroces qui le dévorent et les ravages profonds que le choléra a déjà exercés. L'abdomen paraît être le siége principal des douleurs qu'éprouvent les malades et qui sont augmentées pendant les vcmissemens et les déjections de matières noirâtres et porracées d'une odeur très fétide. Ces vomissemens, qui ont lieu presque toujours dès le début de la maladie, se renouvellent fréquemment et fatiguent beaucoup les malades. Dans ce moment surviennent des spasmes douloureux dans tout le corps, des crampes et des contractions spasmodiques principalement aux extrémités abdominales, dont la mobilité n'est plus excitée que par de nouvelles secousses convulsives. A ces symptômes déjà bien alarmans viennent se joindre le hoquet, la respiration gênée, une soif ardente et pourtant impossible à calmer, car l'estomac est dans un état d'irritation nerveuse tel qu'il ne peut garder aucune boisson. Une sueur froide se répand bientôt sur tout le corps ; le pouls devient si misérable qu'on le sent à peine ; on dirait que la vie extérieure abandonne le malade et que le peu qui lui reste paraît se réfugier et se concentrer vers les organes intérieurs les plus essentiels à notre existence. C'est alors que le malade perd le peu d'énergie qui lui reste ; il semble que le Choléra, tout en attaquant le physique, s'est plû à abattre le moral ; ce qui doit faire penser et avec juste raison, que le système nerveux joue un grand rôle dans cette affection. L'état de prostration est tel, que tout semble annoncer une fin prochaine, si la nature et l'art ne viennent promptement aux secours du malade, mais le plus souvent leurs efforts réunis sont impuissans ; dans cette cruelle maladie, il semble qu'ils luttent toujours avec désavantage contre la violence du mal. Un instant encore, et le malade n'est plus.

J'ai dit que dans le Choléra la nature était toujours impuissante et qu'elle paraissait condamnée à faire taire tous ses droits. En effet, ce n'est que lorsque l'art est parvenu à ranimer un peu les forces du malade que la nature alors semble se réveiller et sortir de l'engourdissement profond dans lequel elle paraissait plongée. Dans ce cas le malade peut être sauvé.

Nous voilà arrivés à la partie la plus essentielle du Choléra ; en effet il ne suffit pas de bien connaître une maladie, d'en assigner les causes, les symptômes, il faut encore tâcher de trouver les moyens de la guérir. C'est là, disons-le avec franchise, l'écueil de la médecine, le traitement spécifique de cette maladie est encore recouvert d'un voile mystérieux. Jusqu'à ce jour on n'a eu recours qu'à des traitemens empiriques et chaque médecin paraît avoir obtenu des résultats semblables avec des moyens tout-à-fait opposés ; ce qui fait supposer qu'il ne peut y avoir de traitement spécial, applicable à cette maladie ; aussi n'indiquerai-je ici que les moyens généraux que l'on peut employer dans tous les cas sans le moindre danger, laissant à chaque médecin le soin de diriger son malade comme il le jugera convenable.

La première chose à faire, en attendant son médecin, est de placer le malade dans un lit bien chaud de manière à pouvoir provoquer la transpiration. S'il était possible de se procurer de suite un grand bain, on y plongerait le malade à la chaleur de 3o degrés et on pourra le continuer plusieurs heures, ou le renouveler dans la journée en ayant bien soin de maintenir le bain toujours au même degré ; mais il est des localités où on ne pourra se procurer des bains que très difficilement et on les remplacera avec avantage, en plaçant le malade dans un lit bassiné d'avance. On donnera pour boisson au malade, quelques tasses d'une infusion chaude, de fleurs de bouillon blanc ou de sureau, avec la précaution de n'en faire avaler chaque fois que de petites gorgées au malade dans la crainte d'augmenter les vomissemens. Si l'estomac les rejette, comme cela a lieu habituellement, il ne faudra pas insister d'avantage sur ces boissons diaphorétiques ; il faudra simplement faire boire au malade un peu d'eau froide par cuillerées et de préférence de petits morceaux de glace. Je suis souvent parvenu , avec ce moyen si facile à mettre en usage, à arrêter les vomissemens. On fera sur tout le corps, des frictions générales avec des flanelles sèches, ou mieux encore, trempées dans du vinaigre, de l'eau-de-vie ou ce qui est préférable, dans de L'alkoolat antiputride que j'ai indiqué plus haut. On allumera du feu dans l'appartement du malade de manière à sécher l'humidité contenue dans l'atmosphère. On enveloppera, si l'on peut, tout le corps dans de la flanelle, qu'on renouvellera à mesure que la transpiration s'établira. On enveloppera les deux pieds jusqu'au dessus des malléoles avec des sinapismes composés de farine de moutarde et de fort vinaigre; on aura soin de les appliquer le plus chaud posssible. On fera prendre au malade des lavemens préparés avec une décoction de graine de lin et de têtes de pavots. On brûlera du vinaigre que l'on répandra dans tout l'appartement, et principalement autour du lit du malade. Si l'on peut se procurer du chlorure de sodium, on en remplira un vase qu'on placera dans la chambre du malade avec la précaution de l'agiter de temps en temps. On enlevera et même on détruira de suite tous les vêtemens qui auront servi au malade, attendu qu'en les conservant pour les purifier, ils peuvent devenir un moyen de contagion.

———

Les moyens préservatifs que je conseille dans cette brochure, sont préparés chez M. Fontaine, pharmacien, rue du Mail, n°. 8, à Paris.

———

PARIS. — IMPRIMERIE DE AUGUSTE MIE,
Rue Joquelet, n° 9, place de la Bourse.